BEI GRIN MACHT SICH IHR WISSEN BEZAHLT

- Wir veröffentlichen Ihre Hausarbeit,
  Bachelor- und Masterarbeit

- Ihr eigenes eBook und Buch -
  weltweit in allen wichtigen Shops

- Verdienen Sie an jedem Verkauf

Jetzt bei www.GRIN.com hochladen und kostenlos publizieren

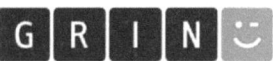

Bibliografische Information der Deutschen Nationalbibliothek:

Die Deutsche Bibliothek verzeichnet diese Publikation in der Deutschen National-bibliografie; detaillierte bibliografische Daten sind im Internet über http://dnb.d-nb.de/ abrufbar.

Impressum:

Copyright © 2017 GRIN Verlag, Open Publishing GmbH
Druck und Bindung: Books on Demand GmbH, Norderstedt Germany
ISBN: 9783668470828

Dieses Buch bei GRIN:

http://www.grin.com/de/e-book/366109/tiergestuetze-therapie-zur-erleichterung-der-identitaetsentwicklung-bei

Doreen Singer

Tiergestütze Therapie zur Erleichterung der Identitäts-entwicklung bei autistischen Kindern und Jugendlichen

GRIN Verlag

GRIN - Your knowledge has value

Der GRIN Verlag publiziert seit 1998 wissenschaftliche Arbeiten von Studenten, Hochschullehrern und anderen Akademikern als eBook und gedrucktes Buch. Die Verlagswebsite www.grin.com ist die ideale Plattform zur Veröffentlichung von Hausarbeiten, Abschlussarbeiten, wissenschaftlichen Aufsätzen, Dissertationen und Fachbüchern.

Besuchen Sie uns im Internet:

http://www.grin.com/

http://www.facebook.com/grincom

http://www.twitter.com/grin_com

SEMINARARBEIT

Unkonventionelle Therapiemöglichkeiten und ihr Potenzial zur Erleichterung der Identitätsentwicklung bei autistischen Kindern und Jugendlichen am Beispiel der Reittherapie

Seminar: Behinderung und Selbst – Modul 6

Otto-von-Guericke-Universität Magdeburg
Fakultät für Humanwissenschaften
Institut für Erziehungswissenschaften

Verfasser:	Doreen Singer
Studiengang:	Master Bildungswissenschaften –
	Internationale und interkulturelle Bildungsforschung

Inhaltsverzeichnis

Sprachliche Gleichbehandlung der Geschlechter

Aus Gründen der leserfreundlichen Gestaltung dieser Arbeit wurde auf eine durchgängige Nennung beider Geschlechter verzichtet. An Stellen, in denen nur die weibliche oder die männliche Form verwendet wird, kann davon ausgegangen werden, dass das andere Geschlecht gleichermaßen gemeint ist.

ABKÜRZUNGSVERZEICHNIS

ASS	Autismus-Spektrum-Störung
CACS	Child Activity Card Sort
DKThR	Deutsches Kuratorium für Therapeutisches Reiten
DSM	Diagnostic and Statistical Manual; Diagnostisches und Statistisches Manual psychischer Störungen
DSM - V	5. Revision des DSM
ET	Ergotherapie
ICD	International Statistical Classification of Diseases and Related Health Problems; Internationale, statistische Klassifikation der Krankheiten und verwandter Gesundheitsprobleme
ICD - 10	10. Revision der ICD
i. d. R.	in der Regel
o. g.	oben genannten
PCI	Parent-Child Interaction Scale
PfgT	Pferdgestützte Therapie
RCT	engl.: randomised controlled trial (randomisierte und kontrollierte Studie)
RT	Reittherapie
SN	Spiegelneuronen
SP	Sensory Profile
SRS	Social Responsiveness Scale
TGT	Tiergestützte Therapie

Darstellungsverzeichnis

Zusammenfassung

Seit über 200 Jahren kommt die tiergestützte Therapie (TGT) als begleitende Therapiemaßnahme bei psychisch erkrankten Patienten zum Einsatz. Bedauerlicherweise gibt es von den ersten Behandlungen aus dem Jahr 1792, welche in England durchgeführt wurden, keine offiziellen Aufzeichnungen, die den Wirkungsgrad bestätigen könnten (Prothmann, 2008). Zu Beginn des 21. Jahrhunderts interessierten Forscher sich zunehmend für die TGT. Zahlreiche internationale, als auch nationale Evidenzstudien zur Reittherapie bei psychischen Störungen wurden bereits realisiert und Konzepte für eine potenziell erfolgreiche Therapie entwickelt, welche wiederum in Wirksamkeitsstudien untersucht werden. Nahezu alle publizierten Forschungsstudien konnten einen positiven Effekt der Kernsymptomatik bei der Autismus-Spektrum-Störung verzeichnen, dennoch ist es der Forschung bisher nicht oder in einem nur sehr ungenügenden Ausmaß gelungen, die Reittherapie als eigenständige Behandlungsmöglichkeit in die bestehenden konventionellen Therapiemaßnahmen bei ASS zu implementieren. Die Forschung zeigt das Potenzial der Reittherapie in Bezug auf die Unterstützung der an ASS Erkrankten in den Bereichen der Autonomie und der Entwicklung einer eigenen Identität.

Aufmerksamkeits- und Konzentrationsstörungen gehören zu den am häufigsten von Ärzten, Psychologen und Pädagogen diagnostizierten Störungen im Kindes und Jugendalter, welche bei geringer, zu spät erfolgter oder gar falscher Behandlung bis ins hohe Erwachsenenalter persistieren können (Heubrock & Petermann, 2001). Da die Suche nach alternativen Behandlungsmethoden fortdauernd anhält, kommt die tiergestützte Therapie (TGT) seit langem international bei der Behandlung von somatischen, psychosomatischen und psychischen Erkrankungen vor allem bei Kindern zum Einsatz (von Brisinski, 2012; Taubert, 2009). Laut aktueller Einschätzung wird davon ausgegangen, dass allein die Anwesenheit eines Tieres als Gefährte des Menschen einen positiven Effekt auf das Leben und die Allgemeinheit ausübt (Takashima & Day, 2014). Die therapeutischen Effekte konnten bisher zumindest in Bezug auf pferd- und hundgestützte Therapien mittels Forschung nachgewiesen werden. Obwohl der höchste Evidenzgrad noch nicht erreicht ist, können bestimmte Verfahren als evidenzbasiert bezeichnet werden. Dennoch ist die TGT noch lange nicht als alleinstehende Therapiemaßnahme anerkannt.

Die vorliegende Arbeit widmet sich der Erörterung folgender Frage: Können sich unkonventionelle Therapiemaßnahmen gegenüber konventionellen Behandlungsmethoden bei tiefgreifenden Entwicklungsstörungen behaupten und einen Platz neben anderen Therapieformen, wie z. B. der Ergotherapie (ET) oder der Verhaltenstherapie finden?

Tiergestützte Therapien zielen auf therapeutische Ziele ab und verfolgen einen genauen Behandlungsplan mittels Integration von Tieren. Tieren vermögen das Fachpersonal bei erzieherischen Maßnahmen zu unterstützen und die Lernmotivation zu fördern. Kinder und Tiere haben von Natur aus eine starke Beziehung zueinander. Selbst in der Pubertät und im fortgeschrittenen Alter suchen Menschen häufig den Kontakt zu Tieren, woraus sich gute Möglichkeiten zur Verwendung der TGT bieten (Otterstedt, 2001). Pferde sind dabei ganz besonders in der Lage eine tiefgründige Beziehung zum Menschen aufzubauen. Ein ausgebildeter Therapeut, der gleichzeitig auch Pferde-Experte ist, kann in einer Art und Weise auf ein Pferd einwirken, dass sich die natürliche Antwort des Pferdes positiv auf das Verhalten des Patienten auswirkt. Empirische Studien belegen weiterhin die sensorische Feinfühligkeit von Pferden für nonverbal ausgedrückte Befindlichkeiten von Menschen (Opgen-Rhein, Kläschen, Dettling, Krüger & Olbrich, 2011).

Durch die offene Struktur der TGT ist es möglich, eine freie Gestaltung der Therapie anzubieten, welche genau auf die Bedürfnisse des Patienten abgestimmt ist (Buck-Werner & Greiffenhagen, 2007: S.15). Die TGT setzt auf die Integration von unbewussten und bewussten Prozessen, da Pferde oft individuelle Ressourcen von Patienten erkennbar werden lassen. Dies bringt wiederum eine bedeutsame Erweiterung für die Therapie mit sich (Opgen-Rhein, Kläschen, Dettling, Krüger & Olbrich, 2011).

Ziel dieser Arbeit ist es, das Potenzial von unkonventionellen Therapieformen bei ASS zu erörtern und deren Möglichkeiten zur Erleichterung der Identitätsbildung im Kinder und Jugendalter darzulegen. Vor allem der Bereich der sozialen Identitätsbildung ist dabei von besonderem Interesse. Aufgrund der Kernsymptomatik ist es Betroffenen der ASS zumeist vorenthalten, ein soziales Selbst auszubilden. Es stellt sich die Frage, ob ASS Patienten dennoch in der Lage sind, eine eigenständige Identität zu entwickeln und inwieweit unkonventionelle Therapiemaßnahmen, wie die Reittherapie bei dieser Entwicklung unterstützend wirken können.

Es sollen folgende Fragestellungen betrachtet werden:

1. Wie stellt sich die aktuelle Forschungssituation in Bezug auf Wirksamkeitsstudien der RT bei ASS dar?

2. Inwieweit zeigen aktuelle Studien das Potenzial der Reittherapie zur Förderung der Identitätsentwicklung bei ASS Patienten?

Die folgenden Hypothesen beziehen sich auf die theoretisch hergeleiteten Erkenntnisse und lassen sich wie folgt benennen:

Hypothese 1:   Die aktuelle Forschung ist nicht befriedigend weit vorangeschritten.

Hypothese 2:   Die Reittherapie kann evidenzbasierte Effekte bei ASS Patienten vorweisen.

Mit Hilfe der Ergebnisse aus der Literaturrecherche soll auf eine Möglichkeit der unterstützenden Wirkung der RT auf die Identitätsbildung von Kindern und Jugendlichen mit ASS rückgeschlossen werden. Eine hohe Anzahl an empirisch qualitativ hochwertigen Studien würde darauf hindeuten, dass die RT ein hohes Ansehen innerhalb ihres Forschungsgebietes genießt und Bemühungen zur Erhaltung und Festigung des Ansehens angestellt werden. Dennoch wird zu Beginn dieser Arbeit hypothetisiert, dass die RT in den jeweiligen wissenschaftlichen Fachbereichen kein gehobenes Ansehen genießt, obwohl der Einsatz der RT als unterstützende Behandlungsmaßnahme positive Wirkung auf die Entwicklung von Kindern mit ASS ausübt.

Jede wissenschaftliche Arbeit beginnt mit der Erörterung der relevanten Fachbereiche. Aus diesem Grund ist der erste Teil der Klärung theoretischer Grundsätze der ASS, der RT und der Identitätsbildung bei ASS Betroffenen gewidmet. Darauf aufbauend wird im zweiten Teil erläutert, welche Erkenntnisse die aktuelle Forschung hergibt. Eine Zusammenfassung der Bedeutung der Ergebnisse, sowie ein kurzer Ausblick auf die Forschungsmöglichkeiten in der Zukunft und ein Fazit beschließen die Arbeit.

2.1 Phänomenologie des Autismus

2.1.1 Symptomatik

Ein kurzes, prägnantes Zitat der Sonder- und Heilpädagogin M. Hartl bringt die Hauptkriterien der ASS auf den Punkt: *„Er ist nicht heilbar, jedoch gelingt es manchen Betroffenen, mit größter und konsequenter Anstrengung und Konzentration, für sich einen Weg zu finden, die Welt zu entschlüsseln und in ihr heimisch zu werden."* (Hartl, 2010: S. 26). Obwohl die ASS so tiefgreifend ist, dass keine Möglichkeit auf Heilung besteht, kann der Erkrankte durchaus in der Lage sein, sein Leben auf seine Art und Weise erfolgreich zu meistern, wobei die Betonung auf „seine Art und Weise" liegt. Autisten werden gern von Außenstehenden als Menschen beschrieben, welche in ihrer eigenen kleinen Welt leben. Und genauso beschreiben Autisten ihre eigene Welt, sofern sie dazu überhaupt in der Lage sind. Soziale Verhaltensauffälligkeiten stehen bei Autisten im Vordergrund (Noterdaeme & Enders, 2010). Sie verfügen nur in einem begrenzten Ausmaß über die Fähigkeit zur Empathie und sind nicht in der Lage, menschliche Gefühle, Gedanken oder Wünsche zu verstehen oder sich in diese hineinzuversetzen (Grove, Baillie, Allison, Baron-Cohen, & Hoekstra, 2014). Auf Andere wirken Autisten kühl und unnahbar. Das begrenzte Interesse für Andere erschwert es, Freundschaften zu entwickeln und soziale Bezüge herzustellen, da es ihnen u. a. schwer fällt, Blickkontakt aufzubauen. Die Wahrnehmung komplexer Emotionen, wie Stolz, Scham und Verlegenheit fällt den Autisten genauso schwer, wie der Ausdruck eigener Gefühle – ausgenommen von Freude und Schmerz (Grove et al., 2014).

Auch das kommunikative Verhalten weist eine starke Beeinträchtigung auf. Die Spannbreite der Ausprägung reicht von *ganz stumm* bis zu *wenige Worte benutzend* - mit Ausnahme des Asperger-Syndroms. Betroffene erlernen zwar die Sprache, verwenden diese aber meist auf eine eigensinnige, repetitive Art und Weise, oft ohne erkennbaren Zusammenhang und wirken in ihrer Ausdrucksweise ungewöhnlich maniert, sogar altklug. Eine Gesprächsführung ist meist nicht möglich, da Autisten aufgrund ihres begrenzten Verständnisses für die Belange anderer Menschen kaum in der Lage sind, Dialoge zu führen (Remschmidt, 2012).

Weiterhin weisen motorische Bereiche eine besondere Auffälligkeit auf. Es zeigen sich oft bizarre Bewegungen, welche auf Andere wie Selbststimulation wirken. Dazu gehören Bewegungsabläufe des Hin- und Her-Wiegens oder autoaggressives Verhalten. Gepaart mit dem repetitiven Anfassen von Objekten, denen besondere Aufmerksamkeit geschenkt wird, stellt das starke Bedürfnis nach Gleichförmigkeit ein weiteres Symptom dieses Krankheitsbildes dar (Poustka, Bölte, Feineis-Matthews & Schmötzer, 2004).

Die Symptome sind je nach Altersstufe unterschiedlich ausgeprägt - am stärksten jedoch in der Kindheit. Das Vollbild der Erkrankung entwickelt sich häufig im Vorschulalter und lässt im Schulalter nach. Im Jugend- und frühen Erwachsenenalter erfährt ca. 50 % der Betroffenen eine deutliche Verhaltensbesserung. Die andere Hälfte erlebt eine Stagnation oder Verschlechterung der Symptome (Remschmidt, 2012). Die Ausprägung der Erkrankung reicht von einer relativ guten Integration in die Familie (mit Hilfe von ambulanter Behandlung) bis hin zur Absolvierung einer Ausbildung. Andererseits kann die Selbstverletzungsgefahr so groß sein, dass die Patienten ständig Aufsicht, Kontrolle und Fürsorge benötigen und in einer Einrichtung mit betreutem Wohnen besser aufgehoben sind (Noterdaeme & Enders, 2010). Trotz der Möglichkeit einer unabhängigen Lebensführung, beeinträchtigt die Störung in den meisten Fällen das Dasein. Normal intelligente Betroffene entwickeln im Jugend- und Erwachsenenalter daher nicht selten eine Depression, wenn ihnen das Ausmaß ihrer Krankheit Bewusst wird. Kamp-Becker und Bölte (2011, S. 16) stellten zusammenfassend folgendes fest: *„Es gibt für Autismus kein unbedingt notwendiges Symptom, sondern eine Symptomvielfalt. Die Kernsymptome [...] zeigen eine entwicklungspsychologische Variabilität, bleiben aber bis in das Erwachsenenalter als persistierende und tiefgreifende Symptomatik erhalten."*

2.1.2 Diagnostik

Schon 1944 erkannte Asperger, dass auf eine *„eindimensionale Typisierung in dem unendlich bunten Gewirr der Charaktergefüge"* der ASS verzichtet werden sollte und anstelle dessen die „Mehr-oder Vieldimensionalität jeder systematischen Beschreibung zugrunde" gelegt werden sollte (Asperger, 1944: S. 77). Wie Aarons und Gittens bereits 1999 treffend formulierten, besitzt die ASS ein breites Spektrum an Symptomen, welche zwar mithilfe der Diagnosekriterien in eine gewisse Form gebracht werden, aber dennoch nicht über die Einzelfälle hinweg verallgemeinerbar sind.

In Deutschland wird mittels Diagnosekriterien nach ICD - 10 und DSM - IV in drei Formen des Autismus eingeteilt. Die große Triade bilden der *frühkindliche Autismus* (Kanner-Syndrom), das *Asperger-Syndrom* und der *atypische Autismus*. Letzterer geht häufig mit einer schweren Intelligenzminderung einher, wobei es sich hierbei um eine wenig eindeutig abgrenzbare, diagnostische und kaum erforschte Kategorie handelt (Kamp-Becker & Bölte, 2011). Zu den drei wichtigsten Gebieten der Beeinträchtigung gehören die soziale Interaktion, die Kommunikation und die stereotypen, repetitiven Verhaltensmuster.

2.1.3 Epidemiologie

Zur Prävalenz ist Folgendes anzuführen: Seit Beginn der Beschreibung der ASS wurde davon ausgegangen, dass es sich um ein seltenes Krankheitsbild handelt. Neuere Untersuchungen zeigen, dass die Prävalenzangaben deutlich gestiegen sind (Baird et al., 2006; Matson & Kozlowski, 2011). Einen Grund dafür sieht man in der erhöhten Aufmerksamkeit gegenüber der ASS und den heutigen besseren Diagnosemöglichkeiten. Tiefgreifende Entwicklungsstörungen haben im Allgemeinen eine Prävalenz von 60 - 65 von 10.000. Das Asperger-Syndrom kommt mit 2 - 3,3 Fällen von 10.000 seltener vor, als der frühkindliche Autismus mit 11 - 18 Fällen von 10.000 (Remschmidt, 2007). Obwohl neuere Untersuchungen teilweise extrem hohe Prävalenzangaben machen, wird eine weltweite, aktuelle Prävalenz von bis zu 1 % für alle ASS angenommen (Baird et al., 2006, Weber-Papen, Habel & Schneider, 2016). Die Geschlechterverteilung liegt bei 4 - 5:1 (männlich : weiblich) beim *frühkindlichen* und *atypischen Autismus*. Beim Asperger-Syndrom liegt die Verteilung hingegen bei 10 : 1. Mädchen sind meist stärker kognitiv beeinträchtigt (Weber-Papen, Habel & Schneider, 2016).

Die ASS manifestiert sich in den ersten fünf Lebensjahren, wobei die Kernsymptomatik bis ins Erwachsenenalter bestehen bleibt. Prognostisch gesehen ist die Entwicklung nicht genau vorhersehbar. Abhängig ist sie vom Schweregrad der Störung und möglicher Begleiterkrankungen. Die Prognose verbessert sich, umso früher die Krankheit erkannt und behandelt wird. Hierbei ist die generelle Prognose beim Asperger-Syndrom besser als beim frühkindlichen Autismus.

In über 70 % der Fälle besteht eine hohe Komorbidität (Weber-Papen, Habel & Schneider 2016) mit anderen Entwicklungsstörungen. In der Kindheit ist dies vor allem die Aufmerksamkeits- Hyperaktivitätsstörung. Im Erwachsenenalter sind es hauptsächlich Depressionen. Weitere Störungen, die neben ASS auftreten können, sind Schlafstörungen, Zwangs- und Angststörungen, das Tourette-Syndrom und Intelligenzminderungen, vornehmlich beim frühkindlichen und atypischen Autismus (Michel, Habel & Schneider, 2012).

2.2 Behandlungsoptionen

Die Therapie von tiefgreifenden Entwicklungsstörungen ist im Kindes-und Jugendalter i. d. R. vom jeweiligen Individuum und seinem Entwicklungsstand abhängig. Sie ist ein sehr komplexes und multimodales Behandlungsprogramm, welches nur dann eine Erfolgsaussicht hat, wenn die Kinder wirkliches Interesse an der Behandlung zeigen. An diesem Punkt zeigt sich das größte Problem in der Praxis (Noterdaeme & Enders, 2010). Für Kinder mit ASS gibt es keine Standardbehandlung (Schuster & Schuster, 2013). Die Symptomreduktion und Verbesserung des störenden Verhaltens werden als Hauptziel der Therapie angesehen. Um eine optimale Inklusion in Kindergarten, Schule, Studium und das anschließende Leben zu ermöglichen, ist es besonders wichtig, früh mit der Therapie zu beginnen (Schuster & Schuster, 2013).

Diverse Studien belegen positive Effekte von verhaltenstherapeutischen Interventionen, als auch sozialem Kompetenztraining (Michel, Habel & Schneider, 2012). Die Einbindung von Bezugspersonen zur Schaffung von Verständnis und Akzeptanz ist essentiell für den Erfolg der Therapie. Eine pharmakologische Behandlung wird bei Autisten in Bezug auf die komorbiden Erkrankungen bzw. auf die externalen Auffälligkeiten, wie Aggressionen, Impulsivität und selbstverletzendes Verhalten angewandt. Allerdings neigen ASS - Betroffene in vielen Fällen zu besonderer Empfindlichkeit gegenüber Medikamenten, weshalb eine pharmakologische Therapie oft aufgrund von ungewollten Nebenwirkungen nicht in Betracht kommt. Die Störung ist somit pharmakologisch nicht ausreichend behebbar (Poustka, Banaschweski, Poustka, 2011).

2.3 Interventionsmöglichkeiten

Jede Therapie, nicht nur bei Menschen mit ASS, sollte frühzeitig beginnen und individuell angepasst sein, um mögliche Anpassungsstörungen so gering wie möglich zu halten und das Kontakt- und Interaktionsverhalten langfristig zu verbessern. Mit individueller Förderung können bemerkenswerte Verhaltensverbesserungen erreicht werden (Bölte & Poustka, 2002). Zu den erfolgreichen Maßnahmen zählen Verhaltenstherapien, Elterntrainings, Sprachtherapien und Kommunikationshilfen, Musiktherapie und Ergotherapie (Bölte, 2011; Sinzig, 2011). Eine Studie zur Wirksamkeit des psychoedukativen Elterntrainings in Verbindung mit einer Sprachtherapie bestätigt die positiven Effekte dieser Methoden (Gruber, Fröhlich & Noterdaeme, 2013). Vor allem im internationalen Raum kommen vermehrt unkonventionelle Therapieformen, wie zum Beispiel die TGT zum Einsatz. Der Ergebnisteil dieser Arbeit widmet sich in Anlehnung an die Beantwortung der Fragestellung ganz besonders diesem Thema.

Im Folgenden wird die RT näher beleuchtet, wobei zunächst die Grundlagen betrachtet werden, um darauf aufbauend auf die einzelnen Bausteine der Therapie einzugehen. Ein anschließender kurzer Einblick in die Arbeitsweise eines Therapeuten mittels Beschreibung einer Therapieeinheit soll den dritten Teil abrunden.

3.1 Allgemeines

Das Therapeutische Reiten ist lediglich ein Oberbegriff für verschiedene Tätigkeiten, die sich der Therapie mit Hilfe des Pferdes widmen und unterschiedlich aufgebaut sind. Die Tätigkeitsfelder *Heilpädagogisches Reiten*, *Heilpädagogisches Voltigieren*, *Reittherapie* und *Hippotherapie* werden unter dem Begriff *Therapeutisches Reiten* zusammengefasst.

Das **Heilpädagogische Reiten** dient zur ganzheitlich körperlichen, geistigen, emotionalen und sozialen Förderung von Menschen mit körperlichen oder geistigen Behinderungen. Der intensive Kontakt zum Pferd spricht die förderungsrelevanten Bereiche durch direktes Reiten auf dem Pferd an. Das **Heilpädagogische Voltigieren** findet im Allgemeinen in der Gruppe statt. Relevante Bereiche werden durch Übungen auf einem an der Longe in verschiedenen Gangarten gehenden Pferd gefördert. Die **Reittherapie** wird zur Unterstützung bei psychischen und psychosomatischen Krankheiten, wie Depression und Schizophrenie, als auch bei Aufmerksamkeits- und Hyperaktivitätsstörungen und tiefgreifenden Entwicklungsstörungen (wie ASS) eingesetzt. Die **Hippotherapie** beinhaltet die Krankengymnastik auf dem Pferd unter Zuhilfenahme der Schwingungsimpulse des schreitenden Pferdes, wobei physiotherapeutische Aspekte im Vordergrund stehen.

Der Einsatz von Tieren in pädagogischen, psychologischen und therapeutischen Bereichen erfährt zunehmend Zuwachs in den jeweiligen Interessenfeldern, da schon seit langem bekannt ist, dass Tiere eine positive Wirkung auf Menschen ausüben können (Schneider & Vernooij, 2013). Den Anfang macht in Deutschland die unterstützende Therapie mittels unterschiedlicher Tierarten bei Epileptikern (Röger-Lakenbrink, 2006). Tiere bieten eine „vielfältige Weise der

Unterstützung" und sind dazu in der Lage, Risikofaktoren wie Stress abzuschwächen und das Selbstwertgefühl zu stärken (Greiffenhagen & Buck-Werner, 2007: S.155). Scheidhacker (1994) führte an, dass die PfgT gerade für die spezielle Behandlungskoordination der einzelnen Verhaltensauffälligkeiten bei psychisch Erkrankten besonders geeignet sei. Oft zielt eine Therapie auf die Stärkung des Selbstbewusstseins und der sozialen Kompetenz der Betroffenen ab. Wie Scheidhacker weiterhin treffend formulierte, ist das *„Reiten eine Therapie voller Freude, in der tiefgründige Emotionen erfahren werden. Das Gefühl, in der Lage zu sein, sich selbst zu erkennen und eine Beziehung mit der Umgebung aufzubauen, ist essentiell für den Weg hinaus aus der psychischen Krankheit"* (übersetzt aus dem englischen Original, Scheidhacker, 1994: S. 99)

Um der PfgT die Möglichkeit auf Erfolg zu geben, müssen bestimmte Kriterien beachtet werden. Eine fundierte Ausbildung in Theorie und Praxis ist essentiell für ein verantwortungsvolles, tiergestütztes Arbeiten (Urmoneit, 2013). Die Regelung der Anforderungen an Ausbildung und Qualifikation ist daher notwendig. Wünschenswert wäre es, diese auf nationaler und internationaler Ebene einheitlich umzusetzen. In Übereinstimmung damit vertrat Schulz (2005) die Meinung, dass die Ausbildung hohen Anforderungen ent-

Darstellung 1: Die trianguläre Beziehung

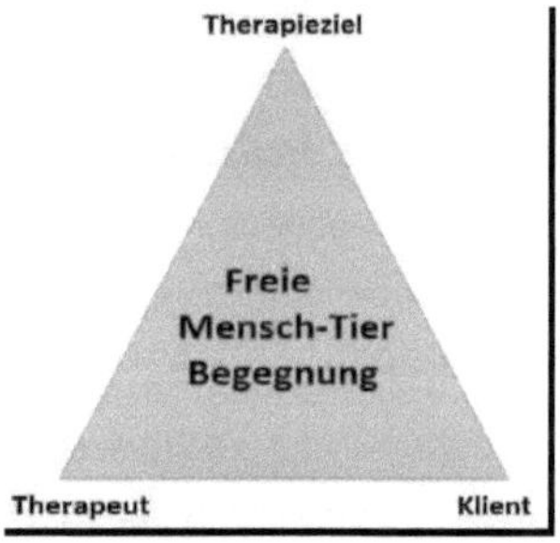

sprechen müsse, denn *„je besser der Reitpädagoge sein Handwerk versteht, umso individueller und variationsreicher verlaufen die Prozesse"* (Schulz, 2005, S. 25).

Die Mensch-Tier-Beziehung nimmt in der Therapie den Platz inmitten der Triade zwischen Therapeut, Klient und Therapieziel ein und dient als therapeutisches Mittel der Zielerreichung (**Darstellung 1**). Erst die freie, ungezwungene Begegnung zwischen Mensch und Tier kann den Therapieprozess unterstützen (Otterstedt, 2003). Die RT ist besonders geeignet um komplexe Therapiemaßnahmen auf eine spezielle Art und Weise zu verbinden. Neben dem Training des Gleichgewichtssinns, werden sowohl Anpassungsfähigkeit und Selbstständigkeit derart geschult, wie es kaum eine andere Therapiemaßnahme gleichzeitig vermag (Otterstedt, 2003).

Die heilsame Mensch-Tier-Begegnung erhält ihre Impulse vor allem durch die 'freie' Begegnung und den Dialog zwischen den verschiedenen Spezies. Hierfür ist eine Auswahl von Tieren mit ausgeprägten körpersprachlichen Kommunikationsmöglichkeiten und/oder differenzierter Lautgebung förderlich. Das Pferd kann aufgrund seiner artspezifischen Eigenschaften zum Entwicklungs-, Stabilisierungs- oder Heilungsprozess beim Patienten beitragen (Pauel & Urmoneit, 2015).

Die Interaktion mit dem Menschen funktioniert ausschließlich auf Vertrauensbasis und durch Gehorsam. Laut Urmoneit (2013) ist das Pferd an sich nicht als Co-Therapeut oder Therapiepferd anzusehen, da es an sich keine therapeutische oder pädagogische Intention besitzt. Erst durch das Einwirken der Fachkraft können die artspezifischen Eigenschaften des Pferdes für die therapeutischen Ziele genutzt werden. Eine erzwungene Maßnahme kann nicht zu dem gleichen Ergebnis führen, wie eine auf Interesse gestützte Maßnahme.

Eine Online-Umfrage bei 92 pferdeunterstützend arbeitenden Therapeuten ergab, dass in 96 % der Fälle die RT bei Grundschulkindern als Einzeltherapie durchgeführt wird. Die Therapie besteht in der Regel nicht nur aus dem geführten Reiten, sondern auch aus strukturierenden, die Pflege des Pferdes betreffenden Handlungsabläufen, welche dazu dienen, die Beziehung zwischen Mensch und Tier zu stärken (Breitenbach, Gomolla, Machul & Rathgeber, 2015).

Darstellung 2: Die Führungsposition der Fachkraft

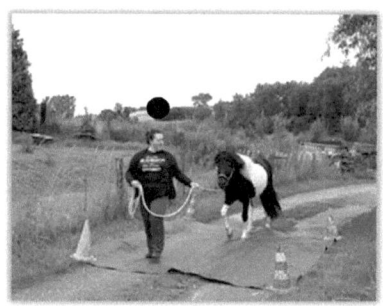

Eine leitende Hand und Vertrauen sind essentiell für die erfolgreiche Ausbildung zum Therapiepferd.

© Doreen Singer

Da in der RT kaum ein Patient anhaltend eine ranghöhere Position annehmen kann, ist die Verbindung zur Fachkraft unersetzlich, um strukturierte Dominanzsignale auszusenden und dem Pferd Sicherheit zu geben. Die **Darstellung 2** zeigt eine Ausbildungssituation, in der die Fachkraft ihre eindeutige Führungsposition dem Pferd gegenüber behaupten muss. Ohne Vertrauen ließe sich das Pferd nicht ohne weiteres über das Hindernis führen. Der Ausbilder darf zu keiner Zeit erlauben, dass das Pferd die Führung in Frage stellt und die Kooperation verweigert, was in Überforderung und Fluchtinstinkt resultieren könnte. Gleichermaßen muss die Fachkraft eigene Emotionen kontrollieren können und eine reflektierende Distanz zum eigenen Handeln aufbauen.

Darstellung 3: Bahnpunkte im Dressurviereck

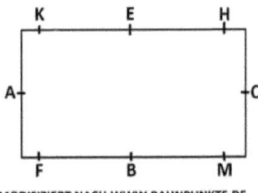

MODIFIZIERT NACH WWW.BAHNPUNKTE.DE

3.2 Aufbau der Therapie

Die RT verfolgt das Ziel, den Klienten in der motorischen, emotionalen und kognitiven Entwicklung zu unterstützen, als auch Lernstrategien, Selbststeuerung, Dialogfähigkeit und soziale Kompetenz zu erarbeiten. Zur Veranschaulichung wird im Folgenden ein Fallbeispiel beschrieben, welches einen Einblick in die Möglichkeit einer Therapie geben soll. Im Rahmen einer Bachelor-Arbeit wurden verschiedene Fallbeobachtungen realisiert, woraus ein Beispiel an dieser Stelle zur näheren Erläuterung herangezogen werden soll. Während der Erhebung wurde auf eine nicht-wertende und von Beurteilungen und therapeutischen Kategorisierungen freie Dokumentation der Gegebenheiten geachtet.

Die nachfolgenden Informationen wurden mittels nicht-teilnehmender, offener Beobachtung gewonnen. Hierzu besuchte die Autorin eine Therapieeinheit der pferdegestützten Ergotherapie, wie sie vom Klinikum Magdeburg für stationäre Patienten der Kinder- und Jugendpsychiatrie angeboten wird. Die verantwortliche Therapeutin ist Frau H. – Physiotherapeutin mit Zusatzqualifikation als Reittherapeutin. Die Therapiestunden wurden auf dem Gelände des Reiterhofes Dame in 39175 Wahlitz und in dessen näherer Umgebung durchgeführt. Eine Behandlungseinheit bestand aus sechs Terminen zu jeweils ca.

90 Minuten, wobei jeder Termin zu gleichen Teilen aus RT und ET bestand. Aus Gründen der Übersichtlichkeit wurde sich nur auf die Beschreibung der RT beschränkt, welche mit fünf Kindern gleichzeitig im Zeitraum zwischen dem 20.11.2015 und dem 10.12.2015 stattfand.

Alle Situationen wurden zeitgleich während der verdeckten Beobachtung auf einem vorgefertigten Bogen mit Angabe der Zeit (Stunde, Minute), des Ortes und des Verhaltens des Kindes, sowie des Pferdes, handschriftlich notiert. Eine Ausnahme bildete die Trainingseinheit im Wald, welche erst nach dessen Ende schriftlich dokumentiert werden konnte.

3.3 Fallbeispiel

Es handelte sich um ein 15-jähriges, großes und leicht übergewichtiges Mädchen (folgend K1 genannt) ohne abschließende konkrete Diagnosestellung, aber mit Symptomen wie *sozialer Interaktionsstörung* und Verdacht auf *Depressionen*. Das Ziel der Therapie bestand in der Verbesserung der sozialen Interaktion und des Allgemeinbefindens. Am ersten Tag fiel die Begrüßung seitens K1 mit einem mürrischen „Hallo" sehr spärlich aus. Sie hielt großen Abstand zur Gruppe und erklärte auf Nachfrage, dass sie nicht dabei sein wolle und sich auf keinen Fall dem Pferd nähern würde. Während der Aufteilung in Gruppen hielt sich K1 abseits und wiederholte, dass sie das Pferd nicht anfassen würde. Nach unermüdlichen Überredungsversuchen der Ergotherapeutin, gab K1 sich geschlagen und näherte sich zögerlich dem Pferd um es zu putzen.

Die Aufgabe während der Reittherapie bestand darin, das Pferd nach Kommando um Pylonen herum durch die Reitbahn zu führen. Die Pylonen waren mit Buchstaben an den Bahnpunkten (A, K, E, H, C, M, B, F) nach Standard der Dressurlehre versehen (**Darstellung 3**).

Nach dem Wechsel zur RT veränderte sich die Stimmung des Mädchens kaum. Sie versteckte sich hinter ihrem Gruppenpartner. Frau H. entschied, dass K1 als Erste das Pferd führen sollte. K1 war nicht davon überzeugt und näherte sich nur zögerlich dem Pferd. Ihr Gesicht war wie versteinert. Frau H. ermunterte sie, sich in Bewegung zu setzen und das Pferd anzuführen. K1 ging ängstlich, verklemmt und mit steifem Gang mit größtmöglichem Abstand und ausgestrecktem, führendem Arm neben dem Pferd. Sie streichelte das Pferd nach Aufforderung zögerlich am Hals. Im Anschluss sollte K1 für ein anderes Kind die Buchstaben ansagen. Sie weigerte sich und hielt sich abseits. Nach erneutem Wechsel ging K1 lockerer neben dem Pferd. Ihre Schritte verlängerten sich und sie hielt den Führstrick weniger verspannt, sodass der Abstand zum Pferd kleiner wurde. Auch nach weiterem Wechsel zum Ansager entschied sich K1, nichts zu sagen. Bei der letzten Führrunde lockerte sich ihre Anspannung abermals. Am Ende der Therapieeinheit fragte Frau H.: „Hättest du gedacht, dass du das heute schon machst?" „Eigentlich nicht.", antwortete K1 leise, aber mit einem leichten Grinsen.

Am dritten Tag weigerte sich K11 weiterhin, die Buchstaben anzusagen. Sie wartete gelangweilt bis sie zum Reiten aufgefordert wurde. Ihre erste Aussage an diesem Tag war: „Das Pferd tut mir leid, weil es mich tragen muss." Das Mädchen saß zusammengesunken auf dem Pferd und umklammerte mit beiden Händen die Griffe am Gurt. Nach Anweisung setze sie sich aufrecht hin und versuchte den Bewegungen des Pferdes zu folgen. Die anschließende Runde als Pferdeführer absolvierte K1 weniger angespannt. Es konnte beobachtet werden, wie K1 das Pferd beim Führen lächelnd ansah. Ihre Stimmung hellte augenscheinlich auf. Nach erneutem Wechsel beteiligte sie sich zu ersten Mal am Ansagen der Buchstaben - wenn auch sehr leise. In der nächsten Führsituation sprach K1 leise zum Pferd: „Ich weiß, dass du mich nicht magst, aber wir müssen das machen."

Der vierte Termin begann mit einem Spaziergang im Wald. K1 traute sich, das Pferd ohne Hilfe zu führen. Sie ging neben ihm und war deutlich weniger angespannt. Sie schien der neuen Situation offener gegenüberzustehen. Am Ende der ET fragte Frau H. jedes Kind einzeln, wer bis dahin den größten Fortschritt gemacht hat. Vier der fünf Kinder benannten K1, welche augenscheinlich peinlich berührt war.

Zu Beginn des fünften Tages verhielt sich K1 weitaus weniger zurückhaltend. Sie ging nach einmaliger Aufforderung auf das Pferd zu und putzte es. In der Reitstunde lernten die Kinder auf dem Pferd Figuren zu bilden. Sie mussten u.

a. rücklings oder seitwärts auf dem Pferd sitzen, sich nur mit einer Hand festhalten oder freihändig reiten und auf dem Pferd knien (**Darstellung 4**, S. 17).

Darstellung 4: Figuren auf dem Pferd

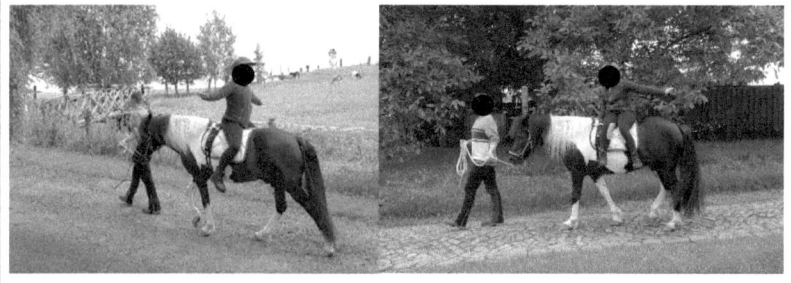

Übungen auf dem Pferd schulen den physiologischen Gleichgewichtssinn, die Selbstwahrnehmung, das Selbstbewusstsein und emotionale Instabilitäten. © Doreen Singer

In der Reithalle begann K1 als Erste das Pferd selbstständig zu führen, während andere Kinder Figuren auf dem Pferd bildeten. Als K1 mit dem Reiten an der Reihe war, zeigte sie sich etwas ängstlich, ließ sich aber schnell auf die neuen Aufgaben ein. Auch die bis dahin zu beobachtende, zusammengesunkene Haltung auf dem Pferd korrigierte sie nach kurzer Zeit selbstständig und saß fortan aufrechter. Zwischenzeitlich konnten kurze Phasen der Entspannung beobachtet werden. Sie hielt sich nur mit einer Hand fest und schaute Frau Hoppe lächelnd an.

Am letzten Termin begrüßte K1 die Therapeutinnen lächelnd mit einem freundlichen „Hallo". Sie schien erfreut und motiviert. Ohne Proteste beteiligte sie sich an allen Aufgaben. Ihr fiel das Turnen auf dem Pferd leicht und auch beim Ansagen der Buchstaben und beim Führen lächelte sie des Öfteren. Am Ende des sechsten Tages sagte K1 bei Verabschiedung, dass sie gern noch einmal an dieser Therapie teilnehmen würde.

4.1   Soziale Identität

Identität wird oftmals als Ich - Identität verstanden. Die Identitätsentwicklung beschreibt die Auseinandersetzung der Jugend mit ihrer Umwelt unter soziokulturellen und historischen Bedingungen. George H. Mead versteht unter Sozialisation einen Prozess der Entwicklung der Persönlichkeit und Integration in die Gesellschaft (Mead, 1978). Ein Individuum ist erst in einer gesellschaftlichen Gruppe oder organisierten Gemeinschaft in der Lage, eine einheitliche Identität zu entwickeln. Dabei spielt das Umfeld des Individuums durch ihre prägenden Einflüsse eine entscheidende Rolle. Das Individuum ist zur Entwicklung des sozialen Selbst auf die emotionale Kommunikation und permanente Interaktion mit Anderen angewiesen. Die Funktion des ‚Anderen' übernehmen i. d. R. die Eltern, Lehrer und die soziale *„peer-group'*. Das Selbstkonzept des Individuums entwickelt sich durch die individuelle Übernahme der Einstellungen und Rollen von ‚Anderen'. Dieser potentiellen Übernahme geht eine individuelle Wahrnehmung, Interpretation und Zuschreibung von Bedeutung voraus und steht in direkter Verbindung zum gesellschaftlichen Handeln, d. h. zum sozialen Handeln in gesellschaftlichen Kontexten. Mit der Theorie des *‚symbolischen Interaktionismus'* konstituiert Blumer die Komplexität der niemals endenden Entwicklung innerhalb der gegenseitig aufeinander abgestimmten Handlungen von in Beziehung stehenden Individuen (Blumer, 1986).

4.2   Probleme der Identitätsentwicklung

Aufgrund der in Abschnitt 2.2 dargestellten Symptomatik der an ASS Erkrankten, bestehen diverse grundlegende Probleme bzgl. der Entwicklung eines sozialen Selbst und somit auch in Bezug auf die Identitätsbildung.

Laut Frith und Baron-Cohen stellt die Theorie der Spiegelneuronen (SN) das Hauptproblem für die Entstehung von Autismus dar. SN sind sowohl bei aktiven Handlungen aktiv, als auch bei der reinen Beobachtung. Durch gedankliche Simulation ermöglichen SN das emotionale Hineinversetzen in ‚Andere'. Diese Fähigkeit wird *‚Theory of mind'* bezeichnet. Eine Unfähigkeit zur Entwicklung der *Theory of mind'*, wie es beim ASS der Fall ist, liegt ursächlich in der Fehlfunktion von SN.

Weiterhin erschweren kommunikative Barrieren und die fehlende Sprachentwicklung eine Ausbildung des sozialen Selbst, da eine soziale Interaktion nicht oder nur sehr begrenzt stattfinden kann. Negativ beeinträchtigt wird diese Tatsache des Weiteren durch eine, aus den o. g. Gründen resultierende Isolation. Das Leben in der ,eigenen kleinen Welt' beeinträchtigt die Betroffenen erheblich in der Interaktion mit dem Umfeld. Die Fähigkeit zur Kommunikation und Interaktion ist derartig eingeschränkt, dass es i. d. R. nicht möglich ist, ein soziales Gefüge aufzubauen. Dies ist ursprünglich sowohl der o. g. fehlenden Fähigkeit zur Spiegelung von Emotionen Anderer, als auch der Unstrukturiertheit im Denken und Handeln geschuldet, wobei sich diese Faktoren abermals gegenseitig negativ begünstigen.

4.3 Schlussfolgerungen

Durch intensive praktische und wissenschaftliche Versuche konnten bislang diverse Methoden zur Unterstützung der Kommunikation für Menschen mit Kommunikationsstörungen entwickeln werden. Dazu zählen eine klare und mimisch-gestische unterstützte Kommunikation, als auch die *,gestützte Kommunikation'* (Facilitated Communication), welches es der kommunikationsbeeinträchtigten Person ermöglicht, ein Kommunikationsinstrument zu bedienen, indem er während der Bedienung von einem Kommunikationshelfer berührt wird.

Desweiteren wird empfohlen von früher Kindheit an ein reguläres, sozial und bildungsinhaltlich nicht reduziertes Lernfeld anzubieten. Das Schlüsselwort hier ist Integration. Eine weitere Möglichkeit, die benötigte hoher Strukturierung anzubieten, ist das 1972 von amerikanischen Eltern und der Universität von North Carolina/USA ins Leben gerufene TEACCH Programm. Dieses Lernprogramm ist weltweit anerkannt und verbreitet. Es ermöglicht ein strukturiertes Unterrichten in Bezug auf räumliche, zeitliche und inhaltliche Gegebenheiten (Häußler, 2008). Weiterhin kann das Angebot von Beobachtungs- und Übungsmöglichkeit ein großes Potenzial zur Ermöglichung von sozialer Integration und Imitationslernen darstellen.

5.1 Allgemeines

Das Ziel dieser Arbeit ist es, den Stellenwert der RT als begleitende Therapiemaßnahme bei ASS zu erörtern. Dazu wurde in gängigen Suchmaschinen,
wie PubMed, Google Scholar, Web of Science und der Webseite des Springer
Verlages nach relevanten Studien gesucht. Beachtet wurden Studien, die sich
mit der RT bei ASS bei Kindern, Jugendlichen und jungen Erwachsenen be-
fassten. Insgesamt ergaben sich 22 Treffer für die strengen Ausschlusskriterien.
Im folgenden Abschnitt werden allgemeine Erkenntnisse zur RT zusammengefasst, um im Anschluss die genauen Ergebnisse der Literaturrecherche im Abschnitt 4.2 näher zu betrachten.

In Deutschland ist die pferdgestützte ET von Ergotherapie-Verbänden und
gesetzlichen Krankenversicherungen als Kostenträger anerkannt. Dennoch ist
der Kostensatz nicht um den pferdebedingten Mehraufwand erhöht. Daraus
könnte geschlossen werden, dass sich die PfgT zurzeit noch in einer Art
Schwebezustand zwischen Akzeptanz und Duldung befindet (Danninger, Hof,
Lehmann, Pietschack & Spycher, 2011). Die Kosten für eine alleinige *Heilpädagogische Förderung mit dem Pferd* werden nicht übernommen. Durch Einzel-
fallentscheidungen erstatten einzelne private Krankenkassen die Kosten.

Der Verein *Deutsches Kuratorium für Therapeutisches Reiten e.V.*
(DKThR) beschäftigt sich seit 1970 mit dem Therapeutischen Reiten und ist
weltweit der älteste und größte agierende Verein in der BRD, obwohl es bereits
bei der Gründung des Vereins bundesweit 43 Einrichtungen gab, welche Pferde
für die Therapie von Menschen mit Behinderungen einsetzten. Momentan tragen bundesweit ca. 150 Einrichtungen das Gütesiegel der DKThR. Dies soll
den potentiellen Kostenträgern die Entscheidung für eine mögliche Kostenüber-
nahme erleichtern, da diese Anerkennung als Qualitätssicherung der angebotenen Therapie anzusehen ist.

Auch verschiedene Therapeuten, Ärzte und Psychologen haben es sich
zur Aufgabe gemacht, qualitativ hochwertige Literatur zum Thema RT zu veröffentlichen. Ein Buch von Opgen-Rhein und Kollegen bringt die PfgT, theoretisch
und praktisch einen großen Schritt voran, indem es eine Zusammenfassung
von Befunden bei psychischen Erkrankungen abgibt und tragfähige Erklärungen

der Effekte zwischen Patient und Pferd erörtert. Nach Angaben der Forscher wird die Wirkung von Tieren in der Psychotherapie von 28 % der Kliniker als hoch wirksam und von 70 % als mittelgradig wirksam eingeschätzt (Opgen-Rhein, Kläschen, Dettling, Krüger & Olbrich, 2011).

Die Anzahl kontrollierter, randomisierter und wissenschaftlich fundierter Wirksamkeitsstudien mit ausreichender Anzahl an Studienteilnehmern ist noch äußerst überschaubar, obwohl einige Studien der verschiedensten Nationen positive Effekte der PfgT auf die körperliche Entwicklung und Motorik von Betroffenen bestätigen (Copeland- Fitzpatrick & Tebay, 1998; Vidrine et al., 2002; Frewin & Gardener, 2005). Bislang lag es nicht im Fokus der Forscher, die psychologischen Auswirkungen des Umgangs mit Pferden, wie er z. B. beim therapeutischen Reiten oder einfacheren Interaktionen der Fall ist, genauer zu betrachten. Die aktuellen Informationen basieren häufig auf Einzelfallberichten, welche schwer zu interpretieren, eher nicht valide und somit kaum generalisierbar sind, was in vielen Fällen am unpräzisen Forschungsdesign liegt.

Berget und Kollegen (2008) führten als Erste eine RCT-Studie durch, welche mit Hilfe von TGT mit Nutztieren einen wichtigen Fortschritt für die Wirksamkeitsforschung leisteten. Neben Pferden kamen auch Rinder, Milchkühe und Schafe zum Einsatz. An 90 Patienten (59 Frauen und 31 Männer) mit Schizophrenie und schizotypen Störungen, Affektiven Störungen, Neurotischen, Belastungs- und somatoformen Störungen, Persönlichkeits- und Verhaltensstörungen untersuchten die Forscher Veränderungen. Eine Kontrollgruppe, bestehend aus 30 Patienten, erhielt ein gewöhnliches Therapieprogramm aus Einzel- und Gruppentherapien. Die Interventionsgruppe besuchte zusätzlich zweimal wöchentlich eine Farm für jeweils drei Stunden, wo sie ohne psychologische Betreuung mit den Tieren arbeiteten. Die Befragungen zu den relevanten Dimensionen fanden vor Beginn, sowie am Ende der Intervention und sechs Monate später mittels Fragebogen statt (Berget, Ekeberg, & Braastad, 2008). In der Interventionsgruppe kam es zu einer signifikanten Steigerung der Selbstwirksamkeit und der Bewältigungsstrategien zwischen den Gruppen und innerhalb der Treatment-Gruppe. Signifikante Veränderungen in der Lebensqualität gab es nur bei Patienten mit Affektiven Störungen. Ihnen wurde der größte Nutzen der Therapie zugesprochen. Eine hohe Dropout-Rate wurde als Kritikpunkt dieser Studie angeführt, welche dennoch durch strengere Ausschlusskriterien hätte verhindert werden können.

Dieser kurze Einblick in die Anfänge der Evaluationsstudien soll verdeutlichen, dass bereits vor knapp 20 Jahren Forschung zur TGT bei psychiatrischen Störungen betrieben wurde. Nachfolgend wird der Forschungsstand der RT speziell bei ASS näher beleuchtet.

5.2 Reittherapie bei Autismus

Auf nationaler Ebene ist die aktuelle Forschungssituation noch sehr limitiert. Die Recherche in den internationalen Literaturdatenbänken ergab eine deutlich höhere Trefferquote für wissenschaftliche Berichte. Es fanden sich nur zwei nationale Studien, die den strengen Ausschlusskriterien standhielten. Im Gegensatz dazu stehen 14 Studien aus dem internationalen Bereich, die auf die Kriterien „equine assisted therapy" + „autism" passen. Seit Beginn des 21. Jhd. wurden vermehrt Studien bzgl. der RT bei psychischen Erkrankungen veröffentlicht.

Eine erste Langzeitstudie zur Untersuchung der Effektivität des heilpädagogischen Reitens wurde in den Jahren 2001 bis 2006 vom Institut für Qualität in Erziehungshilfen der Stiftung „Die Gute Hand" durchgeführt. Die prospektive, kontrollierte Studie an 30 Kindern im Alter von drei bis neun Jahren ermittelte Veränderungen bei 15 Kindern im Modellprojekt „Entwicklungsförderung in der Familie" (neun bis zwölf Monate Heilpädagogisches Voltigieren/ Reiten) im Vergleich zu weiteren 15 Kindern (Kontrollgruppe). Kinder, die am therapeutischen Reiten teilnahmen, wiesen einen deutlichen Vorteil gegenüber der alleinigen Entwicklungsförderung auf. Größere positive Effekte zeigten sich in der „Reitgruppe" in den Bereichen: Wahrnehmung, Motorik, Kontaktaufnahme, Kommunikation und Sprachverhalten (Gultom- Happe, Pickartz & Schulz, 2006).

In einer Metaanalyse von 250 Studien von Nimer und Lundahl (2007) wurde ein mittlerer Gesamteffekt für die positive Entwicklung durch TGT ermittelt. Vier Studien wiesen hohe Effekte in der Veränderung von autistischem Verhalten auf. Bass und Kollegen (2009) untersuchten in Florida an 19 Kindern mit ASS (2 Mädchen : 17 Jungen; MW_{Alter} = 6.95), welche eine zwölfwöchige RT (eine Stunde pro Woche) als Intervention erhielten, ob sich die sozialen Fähigkeiten im Vergleich zu 17 Kindern auf der Warteliste (3 Mädchen : 12 Jungen;

MW_{Alter} = 7.73) unterschieden. Als Testinstrumente kamen SRS und SP zum Einsatz. Verbesserungen zeigten sich im Bereich gesteigerter sensorischer Empfindlichkeit und sozialer Motivation, als auch reduzierte Unaufmerksamkeit/ Ablenkbarkeit und somit eine Verbesserung der Lebenssituationen. Zudem wurden eine Reduktion des stereotypen Verhaltens und verbesserte motorische Fähigkeiten beobachtet (Bass, Duchowny & Llabre, 2009).

Wuang und Kollegen replizierten diese Befunde. Die Effekte wurden zudem 24 Wochen nach Beendigung der Intervention nachgewiesen (Wuang, Wang, Huang & Su, 2010). Ward und Kollegen (2013) stellten fest, dass die gewonnenen Vorteile zwar nicht über die Dauer von zwei sechswöchigen Pausen erhalten werden konnten, diese aber nach Wiedereinsetzen der Therapie erneut auftraten.

Mit Hilfe einer Langzeittherapie konnten verbale und nonverbale Kommunikationsfähigkeiten bei bis dahin non-kommunikativen Kindern mit ASS markant verbessert werden. Die Patienten wurden bei der Therapie stetig animiert, bestimmte Worte (wie z. B. „Mamma") zu sagen und wurden mit speziellen Aktivitäten auf dem Pferd, welche sie als angenehm empfanden, dafür belohnt (Keino et al., 2009).

Im Jahr 2010 ermittelte eine Fragebogen-Untersuchung an 229 Kinderkliniken in Deutschland, dass 38 Kliniken TGT einsetzten, obwohl 89,5 % der teilnehmenden Einrichtungen annahmen, dass die TGT positive Effekte auf die Entwicklung der Betroffenen hätte (Prothmann & Taubert, 2010). Hygienische Bedenken, zusätzliche Belastungen für die Therapeuten und Unfallrisiken schienen die Hauptgründe für das fehlende Angebot zu sein.

Kern und Kollegen (2011) untersuchten an 24 Patienten mit ASS zu vier verschiedenen Zeiten (T_1: vor drei bis sechsmonatiger Wartephase; T_2: vor Beginn der PfgT; T_3: nach drei Monaten PfgT; T_4: nach sechs Monaten PfgT). Unter Benutzung des CACS und des PCI wurde eine signifikante Reduktion der CARS Werte nach drei und sechs Monaten PfgT ermittelt. Weiterhin verbesserten sich die PCI Werte „Stimmung" signifikant nach drei und sechs Monaten.

Eine Studie von Ajzenman und Kollegen (2013) an sechs Kindern mit ASS zwischen fünf und zwölf Jahren stellte nach zwölfwöchiger RT mit jeweils 45 Minuten pro Woche eine signifikante Verbesserung des adaptiven Verhalten, der Selbstversorgung und der sozialen Interaktion fest (Ajzenman, Stendeven & Shurtleff, 2013).

Lanning und Kollegen ermittelten in ihrer Studie an 13 Patienten mit ASS und zwölf Kontrollteilnehmern eine signifikante Verbesserung der emotionalen, sozialen und physikalisch-funktionalen Verhaltensweisen nach zwölf Wochen PfgT (Lanning, Matyastik Baier, Ivey- Hatz, Krenek & Tubbs, 2014).

Eine systematische Überprüfung aller bis dahin relevanten Forschungen ergab, dass die TGT ein äußerst variables und multidisziplinäres Potential darstellt. Auch O'Haire sah den Mangel an qualitativ hochwertigen Studien mit methodischen Schwächen und die begrenzten Replikationen als Hauptkritikpunkt an. Dennoch sprachen laut O'Haire alle von ihm bearbeiteten Studien für das große positive Potential der PfgT als komplementäre Intervention bei ASS.

Die Häufigkeit und Dauer der angebotenen Therapie scheint einen direkten Einfluss auf die Wirksamkeit zu haben. So stellten Holm und Kollegen (2014) fest, dass eine häufiger angebotene PfgT, eine erhöhte Verbesserung auf das fremdbewertete Verhalten von Kindern mit ASS zu Folge hat. Dennoch sind die fehlende Standardisierung und zu geringe Stichprobe große Kritikpunkte an dieser Studie. Nur drei Jungen im Alter von sechs bis acht Jahren, welche eine unterschiedliche Anzahl an Therapieeinheiten erhielten, nahmen an der Studie teil. Das erwünschte Verhalten wurde von den Eltern in drei Situationen (1. in der Therapie; 2. zu Hause und 3. im sozialen Gefüge) gezählt und bewertet. Eine erhöhte Dosis führte zu einer erhöhten positiven Veränderung des Verhaltens (Holm et al., 2014).

Eine erste große, randomisierte Kontrollgruppenstudie (N = 116, Interventions-gruppe = 58) unter Kindern mit ASS im Alter von 6 - 16 Jahren, brachte bereits nach fünf von zehn Wochen Therapie eine signifikante Verbesserung der Reizbarkeit und der Hyperaktivität zwischen und innerhalb der Gruppen hervor. Weitere signifikante, positive Effekte zeigten sich in sozialer Kognition und Kommunikation, als auch in der Anzahl der gesprochenen Wörter und der neuen Wörter, die in einer standardisierten Sprachprobe gesprochen wurden (Gabriels, Pan, Dechant, Agnew, Brim & Mesibov, 2015).

In einer aktuellen italienischen Studie an 28 Jungen (MW_{Alter} = 8.5) untersuchten die Forscher, wie sich die PfgT auf die Sozialisation und soziale Kommunikation nach sechsmonatiger Intervention auswirkte (Borgi et al., 2016). Per

Elternbefragung wurden die Werte vor und nach der Therapie erhoben. Die Sozialisation zeigte signifikante Effekte über die Zeit (p_{Soz} = .034; p_{mF} = .021). Die soziale Kommunikation änderte sich über die Zeit nicht signifikant. Zurückgeführt wurde dies auf die Erhebungsmethode (Elternbefragung). Eine direkte Beobachtung wäre passender gewesen. Nichts desto trotz kamen auch diese Forscher zu dem Ergebnis, dass die PfgT als zusätzliche Therapiemaßnahme bei ASS erfolgsversprechend wäre.

6.1 Bedeutung der Ergebnisse

Das Ziel dieser Hausarbeit war es, relevante Forschungsergebnisse im Hinblick auf die psychologischen Effekte pferdgestützter Interventionen zu beleuchten und darauf aufbauend Empfehlungen für künftige Forschungen abzuleiten. Die Ergebnisse der PfgT variieren in Bezug auf die Einstellung zur Interventionen, der Dauer der Therapie, der Schwere des klinischen Problems und dem Alter des beteiligten Menschen. Die wichtigsten therapeutischen Ergebnisse der PfgT, welche in diesen Studien berichtet wurden, sind die Folgenden:

- Verbesserung der Sozialisation
- Reduzierung von Stress, Angst und Einsamkeit
- Verbesserung der Stimmung und des allgemeinen Wohlbefindens

Augenscheinlich weisen die Ergebnisse konsistent darauf hin, dass die PfgT durchaus Potenzial für die Behandlung von psychischen Störungen besitzt. Dies gilt besonders in Bezug auf soziale, emotionale und verhaltensbedingte Sachverhalte bei Kindern und Jugendlichen, sowie möglicherweise auch bei affektiven Störungen Erwachsener. Dennoch erlauben die derzeitigen Forschungsergebnisse nicht zwangsläufig den Schluss, dass die PfgT verallgemeinernd wirksam sei. Es stellt sich weiterhin die Frage, welchen Stellenwert die RT bei der Behandlung von tiefgreifenden Entwicklungsstörungen einnimmt. Diese Arbeit setzte sich mit zwei konkret formulierten Fragestellungen auseinander, auf welche im Folgenden speziell eingegangen wird.

Die *Fragestellung 1* befasste sich mit der aktuellen Forschungssituation des letzten Jahrzehnts. Die Erkenntnisse dieser Arbeit deuten darauf hin, dass die Forschung noch in den Kinderschuhen steckt. Die wenigen vorhandenen Studien sind fehlerbehaftet und entsprechen nicht den Anforderungen von RCT-Studien. Die Randomisierung und Standardisierung war nur mangelhaft. Weiterhin können die geringen Stichproben keine Verallgemeinerung gewährleisten. Zusammenfassend ist im Bereich der Forschungssituation noch viel Potenzial zur Verbesserung der Qualität vorhanden. Somit lässt sich die *Hypothese 1* bestätigen.

Darauf aufbauend befasste sich die *Fragestellung 2* mit dem Potenzial der Reittherapie zur Förderung der Identitätsentwicklung bei ASS Patienten. Die

vorgestellten Ergebnisse lassen annehmen, dass die RT als begleitende Therapiemaßnahme zumindest positive Auswirkungen auf die Kernsymptomatik
aufzeigen kann. Die beschriebenen Verbesserungen der emotionalen und sozialen Kompetenzen könnten es dem Patienten erleichtern, mit der Umwelt in
Interaktion zu treten und auf diese Weise ein soziales Selbst aufzubauen. *Hypothese 2,* welche annahm, dass die RT über ein gewisses Potenzial zur Erleichterung der Identitätsbildung verfügt, kann somit bestätigt werden.

6.2 Möglichkeiten zukünftiger Forschung

Die anhaltend hohe Prävalenz und das gleichbleibend hohe Ausmaß von emotionalen und verhaltensbedingten Auffälligkeiten der ASS geben Anlass zu ver-
mehrten präventiven Anstrengungen. Die angeführten Ergebnisse stehen im
Gegensatz zu dieser Tatsache. Weiterhin steht die Frage im Raum, ob die RT
allein die Fähigkeit besitzen könne, die Symptomatik psychischer Störungen zu
mindern bzw. einer Verschlechterung entgegenzuwirken.

Vor allem neuere Studien verweisen auf einen großen Mangel an qualitativ hochwertigen Untersuchungen (Lentini & Knox, 2009 und 2015). Dennoch
wurden mehr als 50 % der hier vorgestellten Studien mit Kontrollgruppen
durchgeführt. In einigen Studien wurde ein randomisiertes, kontrolliertes Stu-
diendesign verwendet. Dessen ungeachtet sind die methodischen Schwächen
offensichtlich, wodurch eine Notwendigkeit für mehr qualitativ hochwertigere
Studien entsteht. Zu den Schwächen zählen: zu kleine Stichprobengröße; Mangel an Randomisierung oder Mangel an einer Kontrollgruppe (oder deren Unzu-
länglichkeit); Selektionsbias und somit schlechte Verallgemeinerungsmöglich-
keiten; spärliche Berichterstattung über die psychometrischen Eigenschaften
der Ergebnisse, die verwendeten Maßnahmen und der Ausfallraten.

Zukünftig wäre es wünschenswert, die Wirksamkeitsprüfung an einer großen Stichprobe im Langzeitstudiendesign kontrolliert und randomisiert durchzu-
führen. Ebenso kann eine wissenschaftlich fundierte Forschung gewährleistet
werden, indem eine Dokumentation und Auswertung gesammelter Ergebnisse
sichergestellt wird. Auf diese Weise kann die Implementierung der RT in die
konventionellen Therapiemaßnahmen vorangetrieben werden.

Trotz diverser Mängel wird, aufgrund des Fehlens von etablierten Behandlungen für ASS, häufig nach alternativen Formen der Therapie gesucht, wozu auch die PfgT zählt (Siewertsen, French & Teramoto, 2015). Die neueste Studie der University of Sussex spricht sich positiv für den Einsatz der RT aus. Diese stellte fest, dass Pferde in der Lage sind, Emotionen bzw. emotionale Ausdrücke des Menschen an Gesichtsausdrücken zu erkennen und zu unterscheiden (Smith, Proops, Grounds, Wathan & McComb, 2016). Auch Olbrich und Otterstedt berichteten, dass Tierkontakte neben dem stillen Zuhören auch eine effektive Entladung und somit einen offenen emotionalen Ausdruck ermöglichen (Olbrich, 2009, S. 361; Otterstedt, 2003: S. 66). Diese Erkenntnisse könnten sich in der Therapie von emotional - instabilen Individuen als hilfreich erweisen.

Die Kommunikation zwischen Mensch und Pferd wurde ebenfalls in der Forschung von Malavasi und Huber (2016) thematisiert. Gemäß den Aussagen der Forscher seien Pferde zur heterospezifischen referentiellen Kommunikation fähig. Der Sender (Pferd) zeigte in der Studie Verhaltensweisen, mit deren Hilfe er die Aufmerksamkeit des Empfängers (Mensch) auf sich ziehen konnte, um so die geteilte Aufmerksamkeit auf ein bestimmtes Ziel zu lenken. Dieser aktuelle Forschungsstandpunkt spricht sich positiv für das Pferd als Therapiepartner aus.

Ein weiteres Potenzial zur Stabilisierung der emotionalen Befindlichkeit von Patienten beinhaltet allein die physische Größe eines typischen Therapiepferdes. Aufgrund der benötigten Tragkraft werden i. d. R. Großpferde eingesetzt. Die Überwindung der Angst vor dem Pferd, wie sie auch in dem oben beschriebenen **Fallbeispiel** besonders gut zu beobachten war, ermöglicht es dem Patienten, Erfolgs- und Bewältigungserlebnisse zu erfahren und dient zur Weiterentwicklung der Persönlichkeit in Form von Überwindung von Ängsten, sowohl auf emotionaler, als auch sozialer Ebene (Scheidhacker, Friedrich & Bender, 2002; Alfonso, Alfonso, Llabre & Fernandez, 2015).

Die angeführten Untersuchungen konnten aufzeigen, dass die PfgT in der Lage ist, als unterstützende Behandlungsmaßnahme bei ASS zu dienen. Dies könnte u. a. an der Empathiefähigkeit und der damit verbundenen Anpassungsfähigkeit der Pferde liegen (Malavasi & Huber, 2016). Zur genaueren Betrachtung der Möglichkeit der Behandlung bedarf es weiterer empirisch fundierter Forschung.

7 Fazit

Anhand der aufgeführten Belege zeigt sich ein deutlicher Anstieg an Wirksamkeitsstudien zum Thema RT in den letzten Jahren. Trotz allem ist eine Identifizierung der auf die jeweilige Störung passende Therapiemaßnahme und die empirisch niveauvolle Untersuchung weiterhin schwierig (Lentini & Knox, 2015). Besonders große Hindernisse auf dem Weg zur Etablierung der RT stellen dabei der Mangel an Randomisierung, die Gefahr der subjektiven Einschätzung der Forscher dar und zu kleinen Stichproben dar. Aktuell nimmt die RT bei ASS noch keinen Platz unter den akzeptierten Behandlungsmaßnahmen ein. Eine eindeutige Beantwortung der Frage nach dem Grund für diese ungenügende nationale Akzeptanz ist in dieser Form nicht möglich.

Dennoch konnte mit Hilfe der Literaturrecherche festgestellt werden, dass auch in anderen medizinischen Bereichen Forschungen rund um die RT durchgeführt wurden. So wurde die Wirksamkeit in Verbindung mit Herzerkrankungen (Schickendantz et al., 2009), Bindungsstörungen (Dischinger & Gomolla, 2011), bei Betroffenen mit Down-Syndrom (Heilmaier, 2011) und sogar in der Onkologie (Humm & Baumann, 2016) untersucht.

Die wissenschaftliche Bearbeitung des Themas scheint trotz alledem eindeutig der Entwicklung in der Praxis hinter zu hinken. Aufgrund des Mangels an überprüften Standards konnten die aufgezeigten Therapieerfolge nicht ausreichend empirisch nachgewiesen werden (Remschmidt & Kamp-Becker, 2007). Es existieren kaum Theorien über die Funktionsweise von Mensch - Tier - Beziehungen. Dies könnte ein Grund dafür sein, dass es der PfgT schwerfällt, ihre Daseinsberechtigung zu finden und zu behaupten. Der aktuelle Diskurs zeigt auch heute noch eine geringe Akzeptanz der Ergebnisse aus dem Forschungsfeld Mensch - Tier - Beziehung auf. Forschungen in diesem Bereich werden nur als gering förderlich für den Ruf der jeweiligen Forscher angesehen und genießen somit in den entsprechenden Fachbereichen kein hohes Ansehen. Dies könnte allerdings mittels qualitativ hochwertiger Studien geändert werden.

Angesichts der schwachen Studienlage, konnte eine Frage nicht abschließend geklärt werden: Worin bestehen die Gründe für den Mangel an Anerkennung der Therapie, obwohl jede hier vorgestellte Studie den positiven Einfluss eindeutig darstellen konnte. Warum ist es nur einigen wenigen Forschern gelungen, eine qualitativ hochwertige Evidenzstudie umzusetzen? Zur Beantwortung dieser Fragen bedarf es weiterer spezieller Untersuchungen.

Am Ende sollen die Ergebnisse dieser Arbeit Mut machen, sich weiter mit dem Thema Reittherapie als unterstützende Therapiemaßnahme bei psychischen Störungen auseinanderzusetzen.

Literaturverzeichnis

Aarons, M. & Gittens, T. (1999). *The handbook of autism: a guide for parents and professionals*. Psychology Press.

Ajzenman, H. F., Standeven, J. W. & Shurtleff, T. L. (2013). Effect of hippotherapy on motor control, adaptive behaviors, and participation in children with autism spectrum disorder: a pilot study. *American Journal of Occupational Therapy, 67*(6), 653-663.

Alfonso, S. V., Alfonso, L. A., Llabre, M. M. & Fernandez, M. I. (2015). Project Stride: An Equine-Assisted Intervention to Reduce Symptoms of Social Anxiety in Young Women. *EXPLORE: The Journal of Science and Healing, 11*(6), 461-467.

Asperger, H. (1944). Die „Autistischen Psychopathen" im Kindesalter. *European Archives of Psychiatry and Clinical Neuroscience, 117*(1), 76-136.

Baird, G., Simonoff, E., Pickles, A., Chandler, S., Loucas, T., Meldrum, D. & Charman, T. (2006). Prevalence of disorders of the autism spectrum in a population cohort of children in South Thames: the Special Needs and Autism Project (SNAP). *The lancet, 368*(9531), 210-215.

Bass, M. M., Duchowny, C. A. & Llabre, M. M. (2009). The effect of therapeutic horseback riding on social functioning in children with autism. *Journal of autism and developmental disorders, 39*(9), 1261-1267.

Berget, B., Ekeberg, Ø. & Braastad, B. O. (2008). Animal-assisted therapy with farm animals for persons with psychiatric disorders: effects on self-efficacy, coping ability and quality of life, a randomized controlled trial. *Clinical practice and epidemiology in mental health, 4*(1), 1.

Blumer, H. (1986). *Symbolic interactionism: Perspective and method*. Univ of California Press.

Borgi, M., Loliva, D., Cerino, S., Chiarotti, F., Venerosi, A., Bramini, M., ... & Bisacco, F. (2016). Effectiveness of a Standardized Equine-Assisted Therapy Program for Children with Autism Spectrum Disorder. *Journal of autism and developmental disorders, 46*(1), 1-9.

Bölte, S. & Poustka, F. (2002). Intervention bei autistischen Störungen: Status quo, evidenzbasierte, fragliche und fragwürdige Techniken. *Zeitschrift für Kinder-und Jugendpsychiatrie und Psychotherapie, 30*(4), 271-280.

Bölte, S. (2011). Psychobiosoziale Intervention bei Autismus. *Der Nervenarzt, 82*(5), 590-596.

Breitenbach, E., Gomolla, A., Machul, D. & Rathgeber, A. (2015). Pferdegestützte Intervention bei Kindern mit ADHS. Erste Überlegungen zu einem Therapiekonzept und zu möglichen Wirkfaktoren. *Mensch & Pferd International, 7*(3), 96-108. doi:10.2378/mup2015.art16d

Brisinski, I. S. von (2012). Tiergestützte Kinder-und Jugendpsychiatrie. *Forum für Kinder und Jugendpsychiatrie (2)*, 41-92.

Buck-Werner, O. N. & Greiffenhagen, S. (2007). Tiere als Therapie. *Neue Wege in Erziehung und Heilung. Mürlenbach: Kynos-Verlag.*

Copeland-Fitzpatrick, J. & Tebay, J. M. (1998). Hippotherapy and therapeutic riding: An international review. *Companion animals in human health*, 41-58.

Danninger, A., Hof, T., Lehmann, L., Pietschak, M. & Spycher, P. (2011). Finanzierung von Förderung und Therapie mit dem Pferd. Teil 4: Finanzierung der Ergotherapie mit dem Pferd in Deutschland, Österreich und der Schweiz. *mensch & pferd international*, (1), 27-31.

Dischinger, A. & Gomolla, A. (2011). Aspekte einer Pferdegestützten Therapie bei bindungsgestörten Kindern. *mensch & pferd international*, (2), 52-59.

Frewin, K. & Gardiner, B. (2005). New age or old sage? A review of equine assisted psychotherapy. *The Australian Journal of Counselling Psychology*, 6, 13-17.

Gabriels, R. L., Pan, Z., Dechant, B., Agnew, J. A., Brim, N. & Mesibov, G. (2015). Randomized controlled trial of therapeutic horseback riding in children and adolescents with autism spectrum disorder. *Journal of the American Academy of Child & Adolescent Psychiatry*, *54*(7), 541-549.

Grove, R., Baillie, A., Allison, C., Baron-Cohen, S. & Hoekstra, R. A. (2014). The latent structure of cognitive and emotional empathy in individuals with autism, first-degree relatives and typical individuals. *Molecular autism*, *5*(1), 1.

Gruber, K., Fröhlich, U. & Noterdaeme, M. (2013). Effekt eines Elterntrainingsprogramms zur sozial-kommunikativen Förderung bei Kindern mit Autismus-Spektrum-Störungen. *Kindheit und Entwicklung.*

Gultom-Happe, T., Pickartz, A. & Schulz, M. (2006). tapfer, Therapeutische Arbeit mit dem Pferd. *Evaluationsstudie zur Wirksamkeit von heilpädagogischem Reiten bei Kindern mit autistischen Störungen.* Abschlussbericht, Stiftung „Die gute Hand".

Hartl, M. (2010). *Emotionen und affektives Erleben bei Menschen mit Autismus: Eine Untersuchung unter analytischer Betrachtung autobiographischer Texte.* Heidelberg: Springer.

Häußler, A. (2008). *Der TEACCH-Ansatz zur Förderung von Menschen mit Autismus: Einführung in Theorie und Praxis.* Verlag Modernes Lernen.

Heilmaier, N. (2011). Down-Syndrom in der Reittherapie-von der Frühförderung bis zur Pubertät. *mensch & pferd international*, (3), 112-117.

Heubrock, D. & Petermann, F. (2001). *Aufmerksamkeitsdiagnostik: Kompendien Psychologischer Diagnostik* (Band 2). Göttingen: Hogrefe

Holm, M. B., Baird, J. M., Kim, Y. J., Rajora, K. B., D'Silva, D., Podolinsky, L., ... & Minshew, N. (2014). Therapeutic Horseback Riding Outcomes of Parent-Identified Goals for Children with Autism Spectrum Disorder: An ABA' Multiple Case Design Examining Dosing and Generalization to the

Home and Community. *Journal of autism and developmental disorders*, *44*(4), 937-947.

Humm, S. & Baumann, F. (2016). Die Bedeutung des therapeutischen Reitens in der Onkologie. *B&G Bewegungstherapie und Gesundheitssport*, *32*(02), 66-70.

Kamp-Becker, I. & Bölte, S. (2011). Autismus. München: Ernst Reinhardt Verlag.

Kanner, L. (1943). *Autistic disturbances of affective contact* (217 - 250). Verlag nicht bekannt.

Keino, H., Funahashi, A., Keino, H., Miwa, C., Hosokawa, M., Hayashi, Y. & Kawakita, K. (2009). Psycho-educational horseback riding to facilitate communication ability of children with pervasive developmental disorders. *Journal of equine science*, *20*(4), 79.

Kern, J. K., Fletcher, C. L., Garver, C. R., Mehta, J. A., Grannemann, B. D., Knox, Richardson, T. A. & Trivedi, M. H. (2011). Prospective trial of equine-assisted activities in autism spectrum disorder. *Alternative therapies in health and medicine*, *17*(3), 14-20

Lanning, B. A., Baier, M. E. M., Ivey-Hatz, J., Krenek, N. & Tubbs, J. D. (2014). Effects of equine assisted activities on autism spectrum disorder. *Journal of autism and developmental disorders*, *44*(8), 1897-1907.

Lentini, J. A. & Knox, M. (2009). A qualitative and quantitative review of Equine Facilitated Psychotherapy (EFP) with children and adolescents. The Open Complementary Medicine Journal, 1, 51–57. doi:10.2174/1876391X00901010051

Lentini, J. A. & Knox, M. S. (2015). Equine-Facilitated Psychotherapy with Children and Adolescents: An Update and Literature Review. *Journal of Creativity in Mental Health, 10*(3), 278-305, DOI: 10.1080/15401383.2015.1023916

Malavasi, R. & Huber, L. (2016). Evidence of heterospecific referential communication from domestic horses (Equus caballus) to humans. *Animal cognition*, 1-11.

Matson, J. L. & Kozlowski, A. M. (2011). The increasing prevalence of autism spectrum disorders. *Research in Autism Spectrum Disorders, 5*(1), 418-425.

Mead, G. H. (1978). Geist, Identität und Gesellschaft aus der Sicht des Sozialbehaviorismus, aus dem Amerikanischen von Ulf Pacher. (187-221). *Aufl. Frankfurt a. M.: Suhrkamp Verlag.*

Michel, H. M., Habel, U. & Schneider, F. (2012). Autismus-Spektrum-Störungen (F84). In F. Schneider (Hrsg.), *Facharztwissen Psychiatrie und Psychotherapie*, (441-448). Heidelberg: Springer.

Nimer, J. & Lundahl, B. (2007). Animal-Assisted Therapy: A Meta-Analysis. *Antrozooes, 20 (3)*, 225-235

Noterdaeme, M. & Enders, A. (2010). *Autismus-Spektrum-Störungen (ASS): Ein integratives Lehrbuch für die Praxis.* Stuttgart: Kohlhammer Verlag.

O'Haire, M. E. (2013). Animal-Assisted Intervention for Autism Spectrum Disorder: A Systematic Literature Review. *J Autism Dev Disord, 43,* 1606-1622.

Olbrich, E. (2009). Mensch-Tier-Beziehungen. In. K. Lenz & F. Nestmann (Hrsg.), *Handbuch persönliche Beziehungen* (S. 353-379). Weinheim: Juventa.

Opgen-Rhein, C., Kläschen, M., Dettling, M., Krüger, K. & Olbrich, E. (2011). *Pferdegestützte Therapie bei psychischen Erkrankungen.* Stuttgart: Schattauer.

Otterstedt, C. (2001). Tiere als therapeutische Begleiter. Stuttgart: Franckh-Kosmos.

Otterstedt, C. & Olbrich, E. (2003). Menschen brauchen Tiere. *Grundlagen und Praxis der tiergestützten Pädagogik und Therapie,* Stuttgart: Franckh-Kosmos.

Pauel, C. & Urmoneit, I. (2015). Das Pferd im Therapeutischen Reiten. Warendorf: FNverlag.

Poustka, F., Bölte, S., Feineis-Matthews, S. & Schmötzer, G. (2004). Ratgeber Autistische Störungen. Göttingen/Bern/Toronto/Seattle: Hogrefe.

Poustka, L., Banaschewski, T. & Poustka, F. (2011). Psychopharmakologie autistischer Störungen. *Der Nervenarzt, 82*(5), 582-589.

Prothmann, A. (2008). Tiergestützte Therapie-Medizin mit Streichelfaktor? *Erfahrungsheilkunde, 57*(10), 573-579.

Prothmann, A. & Tauber, E. (2010): Pets and Pediatrics – Current status of animal-assisted interventions in pediatric hospitals in Germany. Poster der 12th International IAHAIO Conference. Stockholm. (letzter Zugriff am 20.02.17 unter http://www.iahaio.org/files/conference2010stockholm.pdf (S. 154))

Remschmidt, H. (2012). *Autismus: Erscheinungsformen, Ursachen, Hilfen* (Vol. 2147). CH Beck.

Remschmidt, H. & Kamp-Becker, I. (2007). Das Asperger-Syndrom – eine Autismus-Spektrum-Störung. *Dtsch Arztebl, 104*(13), 873-882.

Röger-Lakenbrink, I. (2006). *Das Therapiehunde-Team: ein praktischer Wegweiser.* Nerdlen/Daun: Kynos-Verlag.

Scheidhacker, M. (1994). No pretension to being cured–but softening of symptoms and improvement of the quality of life. *8th International Therapeutic Riding Congress: The Complete Papers,* 97-99.

Scheidhacker, M., Friedrich, D. & Bender, W. (2002). Über die Behandlung von Angststörungen mit dem Psychotherapeutischen Reiten. *Krankenhauspsychiatrie, 13*(04), 145-152.

Schickendantz, S., Bjarnason- Wehrens, B., Sticker, E., Dordel, S., Sreeram, N. & Drache, M. (2009). Therapeutisches Reiten für herzkranke Kinder. *mensch & pferd international*, (4), 176-184.

Schneider, S. & Vernooij, M. A. (2013). Handbuch der tiergestützten Intervention: Grundlagen-Konzepte-Praxisfelder. Wiebelsheim: Quelle & Meyer.

Schulz, M. (2005). Heilpädagogische Arbeit mit und auf dem Pferd. In Antonius Kröger (Hrsg.) *Partnerschaftlich miteinander umgehen: Erfahrungen und Anregungen für Lehrer, Eltern, Reiter, Voltigierer und Fachleute in Pädagogik und Therapie mit dem Pferd. Neuauflage. (18-29)* Warendorf: FN-Verlag der Deutschen Reiterlichen Vereinigung.

Schuster, N. & Schuster, U. (2013). *Vielfalt leben-Inklusion von Menschen mit Autismus-Spektrum-Störungen: mit praktischen Ratschlägen zur Umsetzung in Kita, Schule, Ausbildung, Beruf und Freizeit.* Kohlhammer.

Siewertsen, C. M., French, E. D. & Teramoto, M. (2015). Autism spectrum disorder and pet therapy. *Advances in mind-body medicine, 29*(2), 22.

Sinzig, J. (2011). Was zu tun ist: Interventionen. *Frühkindlicher Autismus*, 85-120.

Smith, A. V., Proops, L., Grounds, K., Wathan, J. & McComb, K. (2016). Functionally relevant responses to human facial expressions of emotion in the domestic horse (Equus caballus). *Biology letters, 12*(2).

Verfügbar unter: http://rsbl.royalsocietypublishing.org/content/12/2/20150907?ref=curiosity dotcom (Letzter Zugriff am 26.02.2017)

Takashima, G. K. & Day, M. J. (2014). Setting the One Health Agenda and the Human–Companion Animal Bond. *International journal of environmental research and public health, 11*(11), 11110-11120.

Taubert, A. (2009). *Reittherapie in Neurologie und Psychotherapie.* Frankfurt am Main: Peter Lang.

University of Sussex (2016). Horses can read human emotions. *ScienceDaily.* www.sciencedaily.com/releases/2016/02/160209221158.htm (Letzter Zugriff am 26.02.2017)

Urmoneit, I. (2013). *Pferdegestützte Systemische Pädagogik.* München: Reinhardt.

Vidrine, M., Owen-Smith, P. & Faulkner, P. (2002). Equine-facilitated group psychotherapy: Applications for therapeutic vaulting. *Issues in Mental Health Nursing, 23*(6), 587-603.

Ward, S. C., Whalon, K., Rusnak, K., Wendell, K. & Paschall, N. (2013). The association between therapeutic horseback riding and the social communication and sensory reactions of children with autism. *Journal of autism and developmental disorders, 43*(9), 2190-2198.

Weber-Papen, F., Habel, U. & Schneider, F. (2016). Autismus-Spektrum-Störung (F84). In F. Schneider (Hrsg.) *Klinikmanual Psychiatrie, Psychosomatik und Psychotherapie, 2. Auflage* (553-561). Heidelberg: Springer.

Wuang, Y. P., Wang, C. C., Huang, M. H. & Su, C. Y. (2010). The effectiveness of simulated developmental horse-riding program in children with autism. *Adapt Phys Activ Q, 27*(2), 113-126.

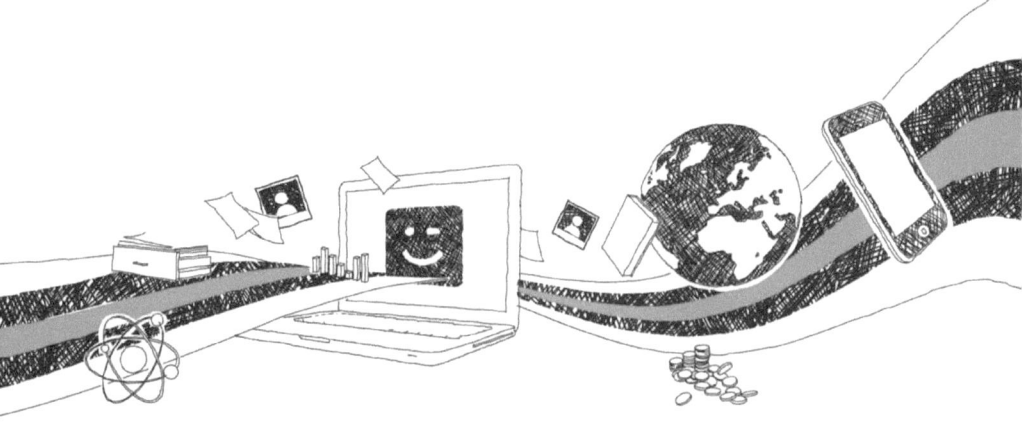